DES
HÉMORRHAGIES

PROVOQUÉES PAR LES FIBROMES UTÉRINS

(LEUR MÉCANISME)

ACTION DE L'ÉLECTRICITÉ SUR CES HÉMORRHAGIES

(SON MODE D'ACTION)

PAR

Le Docteur Léon DANION

Ancien interne des Hôpitaux de Strasbourg
Chevalier de la Légion d'Honneur

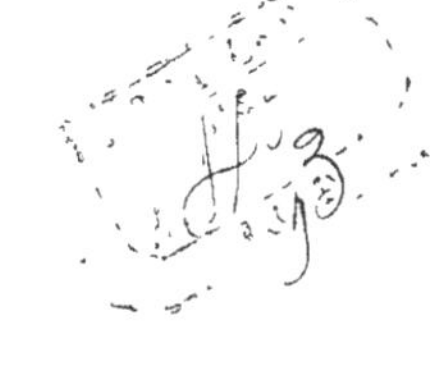

PARIS

G. MASSON, ÉDITEUR

Libraire de l'Académie de Médecine

120, BOULEVARD SAINT-GERMAIN, 120, EN FACE L'ÉCOLE DE MÉDECINE

—

1892

DES
HÉMORRHAGIES

PROVOQUÉES PAR LES FIBROMES UTÉRINS

(LEUR MÉCANISME)

ACTION DE L'ÉLECTRICITÉ SUR CES HÉMORRHAGIES

(SON MODE D'ACTION)

PAR

Le Docteur Léon DANION

Ancien interne des hôpitaux de Strasbourg
Chevalier de la Légion d'honneur

I

Dans la communication que j'ai faite au Congrès gynécologique de Bruxelles, et que mes lecteurs trouveront un peu plus loin, j'ai condensé l'étude de la question. Entrer dans plus de détails m'eût entraîné à dépasser les limites que comportent ces sortes de travaux. C'est pour cette raison que j'ai jugé utile de reprendre ici rapidement le sujet, afin de mettre en lumière un certain nombre de points que je me suis trouvé dans l'obligation d'examiner un peu rapidement et de présenter parfois sous la forme de simples propositions.

Je dois tout d'abord manifester mon étonnement de n'avoir trouvé dans aucun traité classique, ni dans aucune monographie, ne fût-ce que sous forme hypothétique générale, les idées que j'ai exposées. Pour celles qui concernent la question électrothérapique, il n'y a là rien qui puisse surprendre, car si cette question n'est pas absolument nouvelle, elle avait été peu étudiée. Mais il m'est tellement difficile de comprendre que l'on n'ait fait intervenir à aucun degré dans le mécanisme pathogénique des hémorrhagies fibromateuses, le dérèglement de la fonction menstruelle, que je me suis demandé à diverses reprises si je ne commettais pas une erreur. Et cette question s'est imposée à moi d'autant plus impérieusement qu'il me paraît impossible non seulement de méconnaître la participation de ce dérèglement aux hémorrhagies utérines, mais même d'en faire le facteur primordial et principal de ces hémorrhagies.

Je dois dire cependant que mon attention a été attirée particulièrement sur ce sujet depuis que j'ai institué une méthode de traitement des fibromes exclusivement *dynamique* et *extra-utérine*.

Je suis arrivé, en effet, à arrêter rapidement les métrorrhagies sans pénétrer jamais dans la cavité utérine, et par suite sans exercer la moindre action électro-caustique sur la muqueuse.

Or, mes lecteurs savent que pour les partisans de la galvano-caustique intra-utérine, l'arrêt des hémorrhagies était subordonné avant tout à la cautérisation de l'endométrium. C'était dans leur esprit, comme dans celui d'un grand nombre de gynécologues, les altérations de la muqueuse utérine qui étaient la cause à peu près exclusive des hémorrhagies utérines.

Il était donc absolument logique de chercher à attaquer directement cette muqueuse pour lui substituer un tissu sain non hémorrhagique.

Le but poursuivi était chimérique, et il y avait là une erreur *absolue*. Je l'ai du reste partagée assez longtemps, mais lorsque j'ai vu à la suite de simples applications vaginales du « tampon électrique » ces hémorrhagies s'arrêter incomparablement plus vite que par l'action intra-utérine, force m'a bien été de conclure qu'il était de toute impossibilité que l'électricité eût eu le temps de guérir les désordres de la muqueuse utérine, c'est-à-dire l'endométrite chronique que l'on rendait responsable des hémorrhagies. Je dois dire, du reste, que ma conviction était ébranlée depuis longtemps déjà par certains résultats que j'avais observés à la suite de ponctions et d'applications intra-cervicales.

C'est alors que j'ai examiné le rôle que pouvait jouer la fonction menstruelle dans les hémorrhagies utérines et que je suis arrivé à cette conclusion que c'est sur le dérèglement de cette fonction que reposent essentiellement les pertes rouges.

Une fois entré dans cette voie, j'ai recueilli des preuves aussi nombreuses que positives de cette notion nouvelle. J'ai trouvé beaucoup de malades qui, pendant fort longtemps, souvent pendant des années, avaient eu des métrorrhagies sans le moindre écoulement leucorrhéique, ou tout au moins avec un écoulement blanc tellement faible que les soins de propreté le faisaient passer inaperçu. J'en ai observé avec le plus grand soin d'autres qui, immédiatement après l'arrêt de métrorrhagies, ne présentaient aucune leucorrhée, et qui m'affirmaient n'en avoir jamais présenté antérieurement. J'en ai observé encore, qui, après l'arrêt définitif soit de métrorrhagies, soit de ménorrhagies, conservaient des écoulements blancs ou jaunâtres, dont la guérison ne s'obtenait que lentement ; et il est de ces écoulements qui durent encore, bien que très atténués après avoir résisté à tous les traitements, sans que jamais il ait reparu la moindre ménorrhagie ou la moindre métrorrhagie.

J'ai observé d'autres malades atteintes d'écoulements leuchorréiques abondants et qui n'avaient jamais présenté la plus légère hémorrhagie. Ces derniers faits, j'en conviens, sont plus rares, mais ils existent. Quant aux modifications qu'introduisent les fibromes dans la périodicité normale qu'ils réduisent à 20, 24, 26 jours chez un grand nombre de malades, elles sont de notion courante ; il en est de même des modifications qu'imprime la ménopause à la marche de l'affection.

Il y a donc un ensemble de faits qui établissent péremptoirement que les hémorrhagies fibromateuses, qu'elles soient menstruelles ou inter-menstruelles, sont étroitement liées à la déviation de la fonction à laquelle est dévolu le rôle de maintenir un intervalle « physiologique » entre les règles et de leur donner une durée et une abondance « physiologique ».

Est-ce à dire que l'endométrite soit indifférente. Assurément non. En altérant les vaisseaux sanguins, elle favorise d'une manière certaine la « poussée » hémorrhagique, mais elle joue un rôle bien moins important qu'un grand nombre de gynécologues ne paraissent le supposer, et la preuve la plus certaine en est, ainsi que je l'ai fait remarquer dans ma communication, que l'arrêt rapide des métrorrhagies se produit, tandis que l'endométrite poursuit son évolution, parfois malgré tous les traitements, sans qu'il se produise de nouvelles hémorrhagies.

Je n'ignore pas que le curettage arrête, dans certains cas, les hémorrhagies utérines, mais je reste convaincu que l'abrasion de la muqueuse, tout aussi bien que le tamponnement post-opératoire, qui retentissent sur la fonction ovarienne et y introduisent pour un temps des modifications salutaires, ont reçu une fausse interprétation. Des cautérisations intra-utérines et d'autres médications topiques peuvent aboutir dans certains cas au même résultat, mais ne sauraient être des témoignages contraires aux idées que je défends.

J'ai cité à l'appui de ces idées les résultats de l'ablation des ovaires. Ceux qui ont observé les suites d'interventions de ce genre n'ont pu manquer d'être frappés des modifications qu'elles produisent parfois immédiatement.

Mais ce qui est encore beaucoup plus intéressant que les résultats plus ou moins prochains de la castration, ce sont les résultats éloignés lorsqu'on les envisage au point de vue qui nous occupe. Ils ne peuvent manquer de fournir à l'appui de ma thèse un grand nombre de faits concordants, susceptibles d'éclairer, tout au moins dans une certaine mesure, la physiologie de la fonction menstruelle.

Les faits suivants, qui doivent se présenter fréquemment, et qui ont été rigoureusement observés, en sont un témoignage incontestable.

1° Vers le milieu de 1891, une dame âgée de 33 ans, présentant les symptômes suivants : Hyperplasie régulière de la paroi postérieure et du fond de l'utérus, ménorrhagies, métrorrhagies, leucorrhée à récidives fréquentes, douleurs abdominales vives, intermittentes, rétroversion — est castrée. Cessation immédiate des hémorrhagies, disparition de la leucorrhée 6 mois 1/2 à 7 mois plus tard, persistance des douleurs plutôt avec aggravation et avec tout un cortège d'accidents nerveux parmi lesquels l'insomnie, des accès congestifs permanents de la face et de la tête, des douleurs en ceinture vives, rythmiques, comme les époques, jouent le principal rôle. Mais le point important au point de vue du sujet que je traite, c'est qu'à trois reprises différentes, j'ai été appelé à constater avec un autre confrère, des phénomènes congestifs de l'utérus et du bassin d'une extrême violence se manifestant subjectivement par une recrudescence des douleurs, et objectivement par l'effacement des culs-de-sac, l'augmentation du volume de l'utérus, en un mot par un sentiment de plénitude congestive extrême, sans qu'il ait — malheureusement — jamais coulé la moindre goutte de sang. La dernière poussée s'est accompagnée d'une endométrite subaiguë qui a laissé après elle une leucorrhée peu abondante qui dure depuis six mois, et qui est venue s'ajouter au cortège des accidents symptomatiques qui ont suivi l'ablation des ovaires, et qui ont résisté à tous les traitements.

2° Une dame de 28 ans, portant un fibrome de la paroi latérale droite, donnant lieu à des ménorrhagies abondantes, compliqué d'une ovaro-salpingite gauche et d'une leucorrhée abondante, extrêmement douloureuse, est castrée à la fin de 1890. Accidents nerveux graves consécutifs se traduisant encore actuellement par des lipothymies et des sueurs profuses au moment des époques. La leucorrhée, après s'être atténuée un moment, est restée ensuite tenace, malgré tous les traitements, y compris un curettage pratiqué à la fin de 1891, et existait encore extrêmement abondante au mois d'avril 1892, sans qu'il eût jamais paru une goutte de sang.

Ces faits montrent la puissance de la castration sur les hémorrhagies utérines, et son impuissance sur les autres symptômes des fibro-myomes ; elle démontre aussi d'une façon précise que les ménorrhagies et les métrorrhagies sont bien subordonnées à la fonction ovarienne, qu'elles se produisent par un mécanisme dont les ovaires sont la clef, et que les congestions utérines et l'endométrite ne jouent vis-à-vis elles qu'un rôle accessoire.

Ils montrent enfin, et c'est là un point très important, que les modifications générales qu'impriment à l'organisme les « époques » chez la femme ne sont pas subordonnées exclusivement aux ovaires, que ce ne sont pas eux qui régissent exclusivement la fonction menstruelle, et qu'il s'exerce à côté d'eux et malgré eux des phénomènes généraux que l'absence de l'écoulement de sang transforme facilement en phénomènes morbides. Quant aux ovaires proprement dits, il semble que la caractéristique de leur fonction, parallèlement à l'ovulation, soit de permettre aux vaisseaux sanguins de l'endométrium de laisser transsuder leur contenu, et en précisant encore moins, ce qui vaut peut-être mieux, de modifier la surface de la cavité utérine de manière à permettre au sang de s'écouler au dehors, tout en préparant le terrain sur lequel viendra se greffer l'œuf.

Aussi, n'est-il point surprenant que l'ablation des ovaires (tout en leur reconnaissant l'incontestable vertu d'arrêter les pertes rouges *lorsqu'on peut les enlever*), ne guérisse point les accidents douloureux qui accompagnent les tumeurs fibreuses, et n'arrête en rien leur accroissement qui trouve dans ces douleurs le témoignage d'une congestion plus ou moins permanente, laquelle constitue une excitation sans trêve à ce développement. De même n'est-il point surprenant que l'utérus et l'organisme privés de la perte de sang physiologique qui, pour presque toutes les femmes et surtout pour celles qui sont atteintes d'une lésion interne, est un grand soulagement, soient livrés à l'invasion d'accidents morbides de tous genres.

Il n'y a donc pas lieu d'être étonné du discrédit croissant qui frappe la castration, laquelle semble avoir été un moyen commode de donner l'illusion d'un traitement chirurgical de valeur, plutôt qu'un moyen de rendre aux malades un réel service, un service susceptible de compenser les *misères à venir* que leur prépare l'opération. Mais ces considérations m'éloignent un peu de mon sujet, et j'y reviens en rappelant que la conclusion qui termine ma communication met avec juste raison les hémorrhagies fibromateuses au compte du dérèglement de la fonction qui préside au rythme, à la durée et à l'abondance des règles, tandis que les congestions morbides et l'endométrite jouent un rôle accessoire. J'ajoute enfin que l'exposé de ces idées pathogéniques n'a soulevé aucune protestation de la part de gynécologues auxquels je les ai exposées et telle est la force de la précision et de la clarté de notions nouvelles que j'ai eu peine à faire accepter à mes contradicteurs, auxquels est resté un doute à peine déguisé, que ces notions n'avaient été professées ou inscrites nulle part. C'est cependant la vérité !

II

J'ai peu de chose à ajouter à la partie électrothérapique de ma communication. Mes lecteurs pourront voir que les quelques réserves que renfermaient mes travaux antérieurs relativement aux effets de l'action électro-caustique intra-utérine dans les cas d'hémorrhagies ont disparu. Ils retrouveront la confirmation énergique des premières conclusions que j'ai formulées dans ma communication à l'Académie de médecine le 25 février 1890 (1). J'ai été conduit à affirmer d'une manière de plus en plus absolue son inutilité, et à affirmer même qu'elle apporte une entrave manifeste aux effets hémostatiques rapides que produit l'action dynamique par toute une nouvelle série d'observations se rapportant à des malades qui ont été soignées exclusivement par ma méthode du « tampon électrique », c'est-à-dire par action vaginale, sans qu'il s'y mêlât la moindre trace d'action caustique.

Ces observations démontrent, en effet, la supériorité incontestable de l'action dynamique dégagée de tout effet caustique, et l'heure à laquelle arrive cette démonstration, le temps qu'elle a mis à se produire sont une nouvelle preuve de la facilité avec laquelle les idées les plus fausses peuvent être présentées avec des apparences de vérité telles, qu'elles sont admises par un nombre considérable de praticiens.

Jamais assertion n'a été plus vraie qu'en ce qui concerne la méthode galvano-caustique intra-utérine des fibro-myomes utérins. Combien même parmi ceux qui font ou qui cherchent à faire de l'électrothérapie une spécialité, ont confirmé toutes les erreurs que renferment ces procédés et lui ont prêté leur appui. Tous les préceptes auxquels on apposait avec tant de soin les étiquettes de 1°, 2°, etc., ou de a, b, etc., semblaient si bien le résultat d'études approfondies sanctionnées par une observation clinique irréprochable que les moins prévenus n'auraient jamais soupçonné qu'ils n'avaient que le sable, et même le vide pour fondements. Il n'y a donc

---

(1) Voy. *Electroth.*, mars 1890.

pas à être surpris que ces préceptes aient joui d'un certain crédit et qu'il ne se soit dissipé que lentement.

Si je n'ai pas hésité à dénoncer la dernière erreur, qui paraissait donner encore un semblant de raison d'être à la méthode galvano-caustique chimique intra-utérine, c'est que non seulement elle conserve tous ses effets dangereux dans les cas d'hémorrhagies fibromateuses utérines, ainsi que j'en ai eu une nouvelle preuve récente, mais encore, comme je le disais plus haut, parce que son inutilité *absolue* est démontrée.

Elle manque complètement le but qu'elle vise, et qui est de détruire la muqueuse utérine pour lui substituer un tissu cicatriciel sain non hémostatique.

L'erreur, en effet, ici, est double, puisque ce ne sont pas, sauf de *très rares* exceptions, les altérations de l'endométrium qui sont les vrais coupables des hémorrhagies fibromateuses, et que, d'autre part, la muqueuse utérine est atteinte par l'action caustique sur des points tellement exigus, qu'il devient impossible de prétendre qu'elle puisse avoir la moindre part active. La prétention même de faire œuvre utile parce que l'on agit sur l'endométrite (*lorsqu'elle existe*) n'est pas plus soutenable. Les expériences sur le cadavre et sur les animaux sont, à cet égard, très précises. La démonstration expérimentale et clinique de cette dernière erreur est *absolue*, elle est *irrécusable*.

On ne manquera sans doute pas, à cette occasion, de dire *à nouveau* que je change facilement de principes. Cependant je crois devoir faire observer que ce ne sont pas *mes* principes que je change, et si j'ai mérité un reproche, c'est d'avoir accepté, sans un examen suffisant, certains principes essentiellement faux, appartenant à des voisins. Peut-être bien, au surplus, ne reste-t-il aujourd'hui à me reprocher le mérite incontestable d'en avoir démontré la fausseté, que leur auteur et quelques serviles adeptes que guide leur intérêt d'un jour. L'important, c'est que la masse des praticiens qui s'intéresse à ces questions soit avertie, qu'une malade soumise à la méthode galvano-caustique chimique, court non seulement des dangers même mortels (les événements ne l'ont malheureusement que trop prouvé), mais se trouve privée du bénéfice d'une guérison incomparablement plus rapide lorsqu'elle échappe à ces dangers.

Il faut qu'elle sache bien qu'il existe actuellement une méthode de traitement qui, tout en constituant un immense progrès en gynécologie et tout en donnant des résultats plus prompts et plus complets que la méthode antérieure, *n'a jamais occasionné le plus léger accident*, bien qu'elle ait été appliquée plusieurs milliers de fois.

Que quelques confrères me contestent de l'avoir créée malgré la nouveauté du principe (principe dynamique) et des procédés sur lesquels je l'ai assise, malgré toutes les démonstrations expérimentales et cliniques dont je l'ai appuyée, et malgré tout le labeur qu'elle m'a coûté, ceci a peu d'importance, pourvu que l'on sache qu'elle existe et que ceux qui, sous l'empire d'une sotte rivalité, se refusent à l'adopter et préfèrent enlever des chances de guérison à leurs malades, tout en les exposant aux dangers des anciens procédés galvano-caustiques, sont sans excuse.

L. D.

COMMUNICATION AU CONGRÈS DE BRUXELLES

I

Le nombre des fibro-myomes hémorrhagiques que j'ai traités par l'électricité et *suivis* atteint actuellement un minimum de deux cents (200). L'enquête que m'ont permis de poursuivre ces nombreuses observations m'a conduit à penser que dans les études pathogéniques qui ont été faites de ces hémorrhagies, on a laissé à l'écart le facteur principal auquel est subordonné leur mecanisme.

La gêne circulatoire, la congestion produite soit directement (compression), soit indirectement (actions vaso-motrices réflexes), et surtout l'endométrite ont été *exclusivement* invoquées pour expliquer les pertes sanguines.

Cependant, ces pertes peuvent exister sans tout cela, et tout cela peut exister sans elles dans les cas de fibromes.

En effet :

1º Il est des femmes qui sont prises en pleine santé de *métrorrhagies* durant plusieurs mois, se renouvelant plus ou moins fréquemment et chez lesquelles l'examen ne révèle aucune tension, aucune congestion utérine, aucune douleur à la pression, l'*unique symptôme est la métrorrhagie* et la cause un point fibromateux plus ou moins saillant qui fut sans doute inaperçu sans elle.

Ces faits ne sont pas très rares; je puis pour mon compte en citer des exemples.

2º Il est des malades dont les règles, tout en conservant leur périodicité normale, augmentent de durée et de quantité. Ces pertes sanguines sont compatibles quelquefois long-temps avec toutes les apparences d'une bonne santé. L'examen révèle la présence d'un corps fibreux parfois déjà volumineux *dont la métrorrhagie est l'unique symptôme* ; ces cas sont fréquents.

3º Il en est d'autres dont les règles, tout en restant normales, ou à peu près, comme quantité, ont une périodicité anormale de 26, 24, 20 et parfois même 15 ou 18 jours. Ces ménorrhagies « subintrantes » constituent quelquefois longtemps l'unique symptôme d'un corps fibreux. Elles sont loin d'être exceptionnelles. En revanche, l'augmentation de la durée intercalaire, accompagnée le plus souvent de fortes ménorrhagies, peut au contraire se présenter, mais très exceptionnellement.

Tous les observateurs reconnaîtront l'exactitude de ces faits, et pour eux tout au moins la pathogénie de la congestion et de l'endométrite est en défaut.

Mais il est des cas, bien que plus rares, où les symptômes sont en contradiction complète avec cette pathogénie.

Certaines malades présentent en effet une grande tension utérine et péri-utérine allant parfois jusqu'à l'effacement des culs-de-sac s'accompagnant de douleurs du ventre et des lombes, sans trace de métrorrhagies ou de ménorrhagies. D'autres présentent des écoulements muco-purulents sans *pertes sanguines*, ou tout au moins avec des traces rouges insignifiantes *comme quantité* !

II

La seule explication qui permette de rendre compte de la contradiction apparente des symptômes hémorrhagiques produits par les fibro-myomes utérins et de leurs formes variées, est de placer l'hémorrhagie sous la dépendance d'un dérèglement de la fonction menstruelle et par suite de la fonction ovarienne, dont elle n'est qu'une dépendance.

C'est la fonction ovarienne qui, sous l'influence de l'irritation utérine occasionnée par la présence d'un ou plusieurs fibromes, finit par péricliter. La perte de l'intégrité anatomique de l'utérus entraîne la perte de l'intégrité physiologique de la fonction menstruelle.

Le désordre *progressif* apporté par les fibromes dans la périodicité et dans la quantité des menstrues, désordre tel qu'il devient parfois impossible de distinguer s'il s'agit de ménorrhagies ou de métrorrhagies, suffirait à lui seul à démontrer que les hémorrhagies pathologiques sont étroitement liées à la défaite de l'organe chargé, entre autres fonctions, de présider aux hémorrhagies physiologiques de la matrice (1).

(1) Je n'ignore pas que l'on peut, à propos des expressions de « fonction de la menstruation » ou de « fonction ovarienne » que j'ai employées, soulever une longue discussion qui pourrait même rester interminable si l'on voulait faire des deux termes « ovulation » et « pertes rouges » une condition sine qua non de cette fonction dans laquelle la « perte » ne serait qu'un épiphénomène, et exiger la démonstration de l'ovulation congénère dans les cas de pertes. Mais je dois me borner à dire qu'ici, tout aussi bien que dans les cas de grossesses accompagnées de per

Les congestions utérines pathologiques, et les congestions péri-utérines, et particulièrement l'endométrite, n'interviennent (en dehors de circonstances exceptionnelles qui en favorisent l'explosion précoce) que plus tard, alors que par suite de surmenage l'endométrium se trouve désarmé. Une fois déclarée, l'endométrite devient peu à peu un auxiliaire redoutable, mais on peut affirmer hardiment qu'elle n'est pas « cause », qu'elle n'est que « conséquence », qu'elle « ne précède pas », mais « qu'elle suit », et que c'est avant tout sur la déviation fonctionnelle que repose le mécanisme des métrorrhagies et des ménorrhagies.

Si je n'etais obligé de me limiter, je m'efforcerais de démontrer que c'est la perte de l'intégrité physiologique ovarienne qui domine l'histoire générale des hémorrhagies de l'utérus, que c'est à elle que les pertes rouges doivent leur physionomie spéciale qui en fait une classe à part dans le cadre nosologique des hémorrhagies.

Quoi qu'il en soit, avant d'arriver à la partie électrothérapique de mon sujet, partie à laquelle j'emprunterai des preuves cliniques destinées à appuyer les preuves analytiques que je viens de mettre rapidement sous vos yeux, je désire rappeler brièvement les résultats d'une pratique chirurgicale susceptible d'éclairer la question qui nous occupe, je veux parler de l'ablation des ovaires.

Un certain nombre de chirurgiens estiment que le moyen le plus simple de couper court aux métrorrhagies ou aux ménorrhagies qui minent la santé des malades atteintes de tumeurs fibreuses et qui arrivent parfois à compromettre leur existence, est de pratiquer l'ablation des ovaires. Et en effet très souvent, sinon toujours, lorsque ces organes peuvent être enlevés, le résultat espéré est atteint, l'écoulement sanguin s'arrête. Je crois à peine utile d'ajouter que lorsqu'il existe des altérations inflammatoires de l'endomètre, la guérison de celle-ci ne suit nullement une marche parallèle.

Dans un ordre d'idées analogue je dois faire observer que la suppression naturelle de la fonction menstruelle entraîne le plus souvent la guérison des hémorrhagies et qu'ici encore le sort de l'endometrite, lorsqu'elle existe,

---

tes rouges rythmiques, l'objection est purement spécieuse et que pour pouvoir se manifester séparement, les deux termes de la menstruation n'en sont pas moins subordonnés à une même action centrale, à la même fonction. Qu'il me soit permis d'ajouter, puisque j'ai abordé ce chapitre, que si l'on voulait chercher des arguments dans les qualités du sang qui donnent, dans une certaine mesure aux « menstrues » leurs caractères, ils seraient le plus souvent favorables à la thèse que je soutiens. *Ils ne sauraient en tout cas l'infirmer en rien.*   L. D.

n'est nullement lié à celui des pertes rouges.

J'ajoute enfin que, dans les cas rares où il subsiste des hémorrhagies fibromateuses après la suppression artificielle ou naturelle de la fonction menstruelle, elles perdent leur caractère particulier et rentrent dans la loi commune. Il est bien évident, en effet, pour le dire en passant que la muqueuse utérine n'est nullement mise par un fibrome à l'abri des causes variées qui provoquent, d'une manière générale, des hémorrhagies (fongosités, ulcérations, ruptures vasculaires, etc.), mais le plan général, la formule, si je puis m'exprimer ainsi, des hémorrhagies fibromateuses telle que je viens de l'exposer, n'en est modifiée en rien.

III

Partie électrothérapique.

La faradisation et la galvanisation ont une action très nette sur les hémorrhagies qui nous occupent. Toutefois, l'action du mode faradique est essentiellement temporaire, elle s'adresse exclusivement au symptôme qu'elle jugule pour un instant, tandis que l'action galvanique est complète, et réellement curative, grâce aux modifications profondes qu'elle produit. Aussi est-ce exclusivement de ses résultats que je m'occuperai.

Je désire d'abord faire justice d'une erreur qui, bien que moins répandue qu'elle ne l'a été, l'est encore en tout cas beaucoup trop et figure même dans des travaux tout récents de gynécologie : c'est que l'effet produit par l'électricité sur les hémorrhagies utérines est dû à ses propriétés caustiques.

C'est là, avec beaucoup d'autres, une erreur *absolue* que l'on trouve longuement exposée par les partisans des procédés électro-chimiques intra-utérins.

L'arrêt des hemorrhagies est *entièrement indépendant* de toute action caustique. On peut même affirmer sans hésitation que cet arrêt se produit malgré elle. Cependant, elle n'est pas complètement indifférente. Elle intervient en effet malheureusement, pour contrecarrer et retarder les bons effets de l'action dynamique qui s'exerce parallèlement, et cela par suite de « l'excitation », de « l'irritation » qu'elle produit, excitation et irritation qui se traduisent par des phénomènes de tension, de congestion, douloureux, parfois même par des phenomenes inflammatoires qui obligent les malades à se mettre au repos et à s'aliter. Dans certains cas ce mode d'intervention électrique a même provoqué des hémorrhagies plus graves que celle que l'on combattait. J'en ai vu des exemples.

Les preuves que l'arrêt des hémorrhagies fibromateuses est absolument indépendant de l'action electro-chimique et appartient exclusivement à l'action dynamique sont au-dessus de toute discussion. Voici les principales, rapidement énumérées :

1re *preuve.* Avec la technique usuelle, la cautérisation s'exerce principalement dans le col, surtout au niveau de l'orifice interne. L'endomètre n'est atteint que sur un ou deux points extrêmement exigus, et les altérations de sa surface échappent presqu'en totalité à l'action caustique. J'ai démontré ce premier point par des expériences sur le cadavre et sur des animaux, et il a été corroboré par une autopsie pratiquée sur une malade qui venait de subir des applications électrocaustiques intra-utérines. Les notions physiques suffisent du reste à cette démonstration.

2e *preuve.* Les ponctions faites dans les tumeurs elles-mêmes, sans toucher par conséquent à l'endomètre, ont sur les hémorrhagies des effets supérieurs à ceux de l'action intra-utérine.

3º *preuve.* Les applications intra-cervicales réduites à un point extrêmement exigu, à l'aide des excitateurs spéciaux que j'ai fait construire. employées de 20, 30, à 70, 80 m. a. et combinées avec des renversements, *sont supérieures* aux deux moyens précédents. L'action caustique ne subsiste plus ici que comme artifice pour permettre à l'action dynamique de s'exercer. *Ce procédé représente l'intervention idéale* lorsque la cavité cervicale est accessible, et lorsque les doses hémostatiques utiles peuvent être employées *sans douleur.*

4e *preuve.* L'action vaginale exercée à l'aide d'un simple tampon humide conformément au traitement que j'ai institué, *peut* (en utilisant des intensités de 40, 50 à 120 m. a. combinées ou non suivant les cas avec des renversements), *rivaliser avec le moyen précédent.* — Ce dernier moyen, qui fait disparaître jusqu'aux derniers vestiges d'action caustique, a l'avantage précieux d'être applicable *sans aucune douleur* à tous les cas sans exceptions. — J'ai fourni, à l'appui de ce que j'avance, un nombre considérable d'observations qui ont été corroborées par d'autres auteurs, *et il ne leur a jamais été opposé une seule observation contradictoire.*

Aussi je n'hésite pas à déclarer, et hautement, que persister à soutenir, au mépris de la logique physique, au mépris de l'expérimentation, au mépris de la Clinique, que l'action intra-utérine est nécessaire ou même simplement utile à l'arrêt des hemorrhagies, c'est vouloir (pour des motifs que je n'ai point à approfondir) *fermer les yeux à la lumière, et c'est vouloir perpétuer des erreurs funestes au progrès de l'électrothérapie !*

*Que persister à employer, malgré la démonstration irrecusable de leur inutilité caustique, de leur inferiorité clinique, et de leurs dangers, les procédes electro-chimiques intra-*utérins, *c'est vouloir s'exposer sans excuse aucune à causer un préjudice peut-être irrémediable aux malades !*

Je termine, en ajoutant que les effets caustiques intra-utérins, dirigés contre les altérations de l'endométrium, restent fatalement inférieurs aux autres caustiques ou au curettage, et aux actions cataphorétiques *que j'ai introduites en gynécologie* et que l'on trouve reproduites, avec de légères variantes qui nuisent au procédé, sous la denomination d'*electrochimie* ou d'électrolyse interstitielle.

Il convient, du reste, de ne pas perdre de vue que les effets tropho-dynamiques remarquables qui s'exercent parallèlement avec l'action chimique permettent, lorsque le traitement est méthodiquement et patiemment appliqué, d'obtenir la guérison de la muqueuse utérine *même lorsqu'elle est gravement altérée.*

C'est un résultat que l'on attribue faussement à des actions chimiques illusoires et on en trouve une nouvelle preuve dans ce fait que l'action dynamique conserve toute sa valeur, et une valeur inestimable, lorsque la cavité utérine (ce qui est loin d'être rare) est inaccessible.

IV

Il me reste, avant de conclure, à parler des effets de l'électrothérapie galvanique sur les hemorrhagies utérines d'origine fibromateuse.

Depuis que j'ai renonce à l'emploi de l'action électro-chimique intra-utérine et que je lui ai substitué soit l'action intra-cervicale, soit le traitement vaginal avec renversements, *j'ai toujours vu* les métrorrhagies s'arrêter avec une extrême rapidité, parfois dès la première application, ordinairement après les 2e 3º ou 4e, sauf dans les trois cas suivants, qui sont les seuls où j'ai constate un insuccès. Dans le premier, un polype assez volumineux a été expulsé vers le milieu du 2º mois de traitement ; il a pu être extrait après une simple torsion du pédicule. Dans le second, une dilatation du col, suivie de curettage pratiqué après une serie de récidives hémorrhagiques qui s'étaient produites à brève échéance, a permis d'extraire deux polypes de la grosseur d'une forte noisette. Dans le 3e, il s'agissait d'un kyste hématique du ligament large qui compliquait un fibrome utérin.

Lorsque les métrorrhagies sont rebelles, la présomption d'un fibrome cavitaire, ou d'une complication ignorée s'impose.

Lorsque des écoulements leucorrhéiques ou muco-purulents accompagnent les métrorrhagies, ils persistent plus ou moins longtemps, surtout les derniers, après l'arrêt du sang, et l'on peut se rendre compte de leur indépendance absolue des pertes sanguines.

Les effets sur les ménorrhagies ne sont pas moins remarquables, mais ils apparaissent plus lentement et semblent par suite moins brillants.

Le premier effet, produit à peu près sans exception, et cela ordinairement dès les 2e ou 3e époques, est le rétablissement de la périodicité normale.

C'est un résultat que l'on peut prédire avec la plus entière assurance et donner ainsi une grande confiance aux malades. Il est une nouvelle preuve que le mécanisme des hémorrhagies fibromateuses repose bien sur le dérèglement de la fonction menstruelle.

La diminution des pertes ne s'obtient en général que progressivement. Elle a lieu cependant quelquefois dès la première époque et se maintient. mais c'est très exceptionnel, et je n'ai jamais vu le fait se produire dans les ménorrhagies anciennes, surtout compliquees d'endométrite. Il y a, sous ce rapport, une différence remarquable avec ce que l'on observe dans les cas de métrorrhagies, mais *je n'hésite pas à affirmer qu'avec un traitement judicieusement conduit on arrive toujours à triompher même des cas les plus graves*, de même que je ne crains pas d'affirmer qu'aucune médication (injections chaudes, hydrastis canadensis, ergot de seigle, eaux de Salies ou de Kreuznach, etc.) ne saurait être comparée à l'électricité.

Il est du reste un résultat qui se produit tout de suite sans exception. L'état général se restaure avec une rapidité surprenante. Les malades reprennent de la force ; le sommeil et l'appétit, alors qu'ils avaient disparu depuis de longs mois et parfois depuis des années, renaissent en même temps que les métrorrhagies et les ménorrhagies sont jugulees ; on voit de véritables résurrections se produire chez des malades tombées au dernier degré de l'anémie et de la misère physiologique. Aussi les plus sceptiques, les plus desesperées reprennent confiance rapidement et envisagent l'avenir d'une manière tout differente. Si l'on ajoute que parrallèlement à ces effets du traitement, qui semblent parfois tenir du prodige, il se produit un soulagement très rapide des douleurs suivi bientôt de guérison, il ne faut pas s'étonner de voir les malades se rattacher énergiquement à un traitement devenu pour elles l'unique espoir de salut après n'avoir été le plus souvent qu'un pis-aller.

Lorsque les ménorrhagies sont compliquées d'endométrite, celle-ci disparaît parfois rapidement sous l'action tropho-dynamique du traitement, mais c'est relativement rare, et la règle est qu'elle disparaît progressivement et lentement. Lorsque les alterations de l'endomètre sont profondes, de date ancienne, elles survivent à la guérison des ménorrhagies et ne cèdent que peu à peu à l'emploi éclairé des ressources ordinaires de la thérapeutique, et parfois à de simples soins hygiéniques. La faradisation peut ici rendre de réels services.

Quant au mode d'action qui permet à l'electricité d'obtenir les brillants effets que je viens d'exposer (*et dont le tableau, pour paraître à quelques-uns peut-être trop brillant, n'en est pas moins, je l'affirme, d'une entière exactitude*), il y a lieu de faire entrer en ligne de compte le pouvoir décongestif du mode voltaïque, son pouvoir atrophique parfois surprenant et que l'on chercherait en vain a nier, mais principalement le privilège qu'il possède d'une manière générale de faire rentrer dans l'ordre, dans la voie normale, les fonctions physiologiques dévoyées, déséquilibrées, privilège dont le maximum de puissance se retrouve sous mille formes variées dans l'electrothérapie de l'utérus et de ses annexes (1).

CONCLUSIONS.

1°

Les métrorrhagies et les ménorrhagies qui compliquent les fibro-myomes utérins ont leur point de depart dans le derèglement de la fonction ovarienne qui préside au rythme, à la durée et à l'abondance de l'hémorrhagie physiologique utérine.

Ce dérèglement est produit par la presence irritative des fibro-myomes, lesquels detruisent l'harmonie fonctionnelle qui place sous l'etroite dépendance les uns des autres les organes de la génération.

L'endométrite à laquelle on a tenté de rattacher les pertes rouges n'apparaît (lorsqu'elle apparaît) que *secondairement* après les congestions morbides et le plus souvent, longtemps après le dereglement menstruel.

L'endometrite aggrave, il est vrai, parfois même rapidement la situation pathologique, mais elle n'est qu'une *consequence*. Elle facilite les pertes, les rend plus abondantes. peut même les créer en ouvrant une porte qui jusque là avait pu résister, mais sa marche pathologique est si bien indépendante de celle des hémorrhagies, que même après son alliance avec celles-ci, on peut maîtriser, arrêter même subitement les pertes sanguines, sans toucher en rien à l'évolution de l'endométrite.

Les preuves cliniques et thérapeutiques sur lesquelles s'appuient ces principes pathogéniques abondent. Les observations de fibromes uterins hemorrhagiques que j'ai *suivis* et traités électriquement, et dont le chiffre, ainsi que je l'ai dit en débutant, atteint aujourd'hui un minimum de deux cents (200) m'ont entraîné à les considérer comme irrécusables.

2°

Au point de vue électrothérapique, l'arrêt des métrorrhagies et des ménorrhagies fibro-

---

(1) S'il m'était permis d'entrer dans le domaine de l'hypothèse, j'ajouterais qu'il n'y a peut-être au fond qu'une simple suppléance artificielle d'une fonction électro-physiologique normale.

mateuses est dû exclusivement à l'action électro-dynamique.

Placer l'arrêt des pertes sous la dépendance de l'action électro-chimique est, avec beaucoup d'autres, une erreur absolue des methodes intra-utérines galvano-caustiques.

L'expérimentation le démontre.

Les résultats cliniques que donnent les « ponctions », « l'action intra-cervicale » et l'action « vaginale » le prouvent sans discussion.

Les procédés et les principes électrothérapiques que j'ai institués (je l'ai prouvé par la publication de nombreuses observations prises dans des services hospitaliers) permettent de triompher rapidement sans douleur et sans ombre du plus petit danger des ménorrhagies et des métrorrhagies fibromateuses, en dehors d'exceptions extrêmement rares.

L'action caustique intra-uterine ou parenchymateuse ayant en revanche pour résultat non seulement de compromettre et de retarder es bons effets de l'action dynamique qui s'exerce parallèlement avec elle, mais encore d'occasionner fréquemment des douleurs, de créer des dangers incontestables et même mortels, il y a lieu d'espérer que ceux qui restent encore partisans des méthodes galvano-caustiques intra-utérines et des ponctions comprendront que le moindre préjudice causé aux malades les laisse sans excuse, en admettant même que celui que leur cause le retard apporte à leur guérison soit excusable.

Le mode d'action de l'électricité repose sur ses propriétés décongestives puissantes, sur ses propriétés atrophiques, mais avant tout sur le privilège qu'il possède au suprême degré de rendre à la fonction ovarienne dévoyée sa rectitude fonctionnelle.

N. B. — Je n'ignore pas que toutes les considerations qui précèdent sortent des notions géneralement admises, mais elles ont pour garantie un appui large et solide emprunté à l'expérimentation et à l'observation clinique

Léon DANION.

Clermont (Oise). — Imprimerie DAIX Frères, place Saint-André, 3.

INDEX BIBLIOGRAPHIQUE

Des Travaux du Dʳ Léon DANION

PARUS DANS L'*Électrothérapie.*

Passé, présent et avenir de l'Electrothérapie. Janvier 1888.

Etude sur la résistance des tissus et sur la distribution du courant principal ou répartition de l'intensité mère. (Déductions pratiques). Janvier, février, mars 1888.

De la valeur de la direction des courants en électrothérapie. Janvier 1888.

Etude expérimentale sur la polarisation des tissus animaux. Février 1888, août 1889. Communications à l'Académie de médecine.)

Du mécanisme de l'électrothérapie. Etude physiologique des modes statique, faradique, galvanique. Février, avril et mai 1888.

Critiques et expériences. De la résistance considérée comme signe clinique. Résistance de l'épiderme et du corps humain. Mars 1888.

De l'emploi du mode voltaïque dans la phtisie (Electrisation humide). Mars et avril 1888.

Traitement de l'hémorrhagie cérébrale et de la paralysie consécutive (Etude clinique). Avril et mai 1888.

Du danger et de l'inutilité des grandes intensités galvano-caustiques chimiques, notamment dans leurs applications aux affections utérines (Etude expérimentale). Communication à l'Académie de médecine (séance du 10 janvier 1888). Avril 1888.

Du danger et de l'inutilité des grandes intensités en gynécologie. Mai 1888.

Le traitement électrique des fibromes utérins. Juin 1888.

De l'atonie intestinale dans ses rapports avec la maladie de Basedow. Juin 1888.

De quelques perfectionnements de l'électrisation statique. Juillet 1888.

Du traitement des tumeurs blanches par l'électricité (Communication faite au congrès de chirurgie de Paris de 1888). Octobre 1888.

L'électricité statique appliquée à l'hygiène. Octobre 1888.

Des cautères électro-chimiques bipolaires. Novembre 1888.

Théorie générale de l'action de l'électricité. Novembre 1888.

Traitement électrique des fibro-myomes utérins. Méthodes, valeur du traitement, mode d'action, résumé pratique et conclusions. Décembre 1888.

De l'electro-diagnostic. Hyperexcitabilité, réaction de dégénerescence (en collaboration avec le Dʳ A. Bétrix). Janvier 1888.

Electrothérapie de la maladie de Basedow, présentation de malades. Communication faite à la Société de medecine pratique, séance du 8 novembre 1888. Janvier 1889.

La statue de Duchenne, de Boulogne. Février 1889.

L'électrolyse et la galvano-caustique chimique. Février, mars, avril, mai 1889.

Des préjugés contre l'électrothérapie. Mars 1889.

Electrothérapie de la paralysie faciale à frigore, présentation de malades. Communication faite à la Société de medecine pratique, séance du 10 janvier 1889. Mars 1889.

Traitement électrique de la Neurasthénie. — Etude clinique. Avril 1889.

Revue de l'électro-physiologie envisagée dans se rapports avec l'électrothérapie, mai 1889.

Sur le traitement électrique des fibromes utérins, en collaboration avec M. L. Championnière. Juillet 1889. (Communication à la Société de Chirurgie.)

Crampe des écrivains. Son électrothérapie. Juillet 1889.

Le traitement des fibro-myomes utérins devant la Société de chirurgie. Leur électrotechnie. Août 1889.

La constipation et son traitement électrique. Septembre 1889.

L'électricité médicale au Congrès des électriciens. Octobre 1889.

L'Electrogénèse animale, ses rapports avec l'électrothérapie. Décembre 1889.

Le traitement électrique des fibromes utérins. (Communication au Congrès de chirurgie de 1889, décembre 1889.)

De l'action de l'électricité sur le développement de l'organisme et de son pouvoir reconstituant. Mars 1890.

Le traitement des fibromes utérins par la méthode du « tampon électrique et des renversements ». (Communication à l'Académie de médecine avec 20 observ.) Mars 1890.

Quelques-recherches cliniques d'électrothérapie. Juin 1890.

Discussion des dangers de la galvano-caustique chimique dans le traitement des tumeurs fibreuses. (Société de médecine pratique.) Juin 1890.

Démonstration théorique, expérimentale et clinique de la diffusion des courants electriques dans l'organisme. Septembre 1890.

Du traitement électrique de la sciatique par la voie vaginale. Septembre 1890.

Communication du Dʳ L. Danion au Congrès de Berlin sur sa méthode du traitement électrique des fibromes utérins. Septembre 1890.

La méthode du « tampon électrique », réponse à ses détracteurs. Septembre 1890.

Comment on s'enrichit. Décembre 1890.

L'Electrolyse comme moyen curatif de tous les états anatomo-pathologiques. Décembre 1890.

Questions d'électrophysique et d'électrophysiologie intéressant l'électrothérapie. Mars 1891.

Une réponse à des documents destinés à l'histoire de l'électricité gynécologique. Mars 1891.

De l'origine curative du mode galvanique appliqué au traitement des fibro-myomes utérins. (Communication à l'Académie de médecine, 28 avril 1891.) Juin 1891.

De l'origine de la douleur produite par la galvanisation. (Communication à la Société de médecine pratique, 11 Juin 1891). Juin 1891.

Des courants interpolaires secondaires ou action posthume interpolaire. Juin 1891.

Comedia finita est. Juin 1891.

Nouvelle réponse à des documents destinés à l'histoire de l'électrolyse uterine. Juin 1891.

Le traitement électrique de la paralysie atrophique de l'enfance. Septembre 1891.

A mes lecteurs a propos de ma polémique sur le traitement électrique des fibromes utérins. Septembre 1891.

Le traitement électrique des maladies de matrice en général et des fibromes utérins en particulier avec l'exposé de ma méthode. Dec. 1891.

La question de l'électro-cataphorèse médicamenteuse, mars 1892.

Les progrès récents de l'électrothérapie, la raison de la diversité de ses effets curatifs, les obstacles à son développement, mars 1892.

La chirurgie et l'électricité dans le traitement de quelques affections uterines, mars 1892.

Un nombre considérable de traductions de l'anglais ou de l'italien, ou de notes parues dans *l'Electrothérapie* ainsi que tous les feuilletons de *l'Electrothérapie* sous la signature du Dʳ Elno.

www.ingramcontent.com/pod-product-compliance
Ingram Content Group UK Ltd.
Pitfield, Milton Keynes, MK11 3LW, UK
UKHW021017220726
13924UKWH00001B/25